Laura Verónica Partida Jasso
Manuel Arturo Rivas González

Factores de riesgo para ERC en pacientes con Diabetes Mellitus Tipo 2

Laura Verónica Partida Jasso
Manuel Arturo Rivas González

Factores de riesgo para ERC en pacientes con Diabetes Mellitus Tipo 2

Aparición y progresión de la enfermedad renal crónica (ERC) en pacientes con diabetes tipo 2

Editorial Académica Española

Imprint

Any brand names and product names mentioned in this book are subject to trademark, brand or patent protection and are trademarks or registered trademarks of their respective holders. The use of brand names, product names, common names, trade names, product descriptions etc. even without a particular marking in this work is in no way to be construed to mean that such names may be regarded as unrestricted in respect of trademark and brand protection legislation and could thus be used by anyone.

Cover image: www.ingimage.com

Publisher:
Editorial Académica Española
is a trademark of
Dodo Books Indian Ocean Ltd. and OmniScriptum S.R.L publishing group

120 High Road, East Finchley, London, N2 9ED, United Kingdom
Str. Armeneasca 28/1, office 1, Chisinau MD-2012, Republic of Moldova, Europe
Managing Directors: Ieva Konstantinova, Victoria Ursu
info@omniscriptum.com

Printed at: see last page
ISBN: 978-620-0-01767-3

FACTORES DE RIESGO PARA ERC EN PACIENTES CON DIABETES MELLITUS TIPO 2

LAURA VERÓNICA PARTIDA JASSO

MANUEL ARTURO RIVAS GONZÁLEZ

VICTORIA DE DURANGO, DGO., FEBRERO 2024

PRÓLOGO

Esta obra es resultado de la investigación científica que se hizo en la clínica #49 del Instituto Mexicano del Seguro Social, ubicada en la ciudad Victoria Durango, Durango, México. Los autores recabaron datos de una muestra de expedientes de pacientes con diabetes mellitus 2 (DM2), en los cuales se puso énfasis en aquellos factores de riesgo para desarrollar la Enfermedad Renal Crónica (ERC), y así determinar la frecuencia de ellos en los pacientes con DM2. En esta obra el lector podrá encontrar información relevante sobre los trastornos fisiológicos que suelen ocurrir en personas con DM2 y cuáles de ellos son los que conllevan al desarrollo de la ERC; asimismo, sobre factores menos frecuentes pero que es necesaria su atención para inhibir, en la medida de lo posible, la aparición y progresión de la ERC. Los factores de riesgo para desarrollar la ERC, considerados en esta investigación fueron: el sexo, estado nutricional, edad, hipertensión arterial, diabetes mal controlada, fármacos nefrotóxicos, enfermedades autoinmunes, hipertensión arterial mal controlada, tabaquismo, dislipidemia y anemia. En el apartado de resultados y discusión el lector podrá encontrar información detallada sobre la intensidad e incidencia de cada factor de riesgo estudiado, y de forma más resumida también los podrá encontrar en el resumen y en las conclusiones. La información que esta obra contiene en todos los apartados es importante para investigadores, docentes, estudiantes, personal de enfermería, directivo, administrativo, familias y pacientes con las enfermedades mencionadas.

Dra. Laura Verónica Partida Jasso

Dr. Manuel Arturo Rivas González

FACTORES DE RIESGO PARA LA APARICIÓN Y PROGRESIÓN DE LA ENFERMEDAD RENAL CRÓNICA (ERC) EN PACIENTES CON DIABETES TIPO 2

La Diabetes Mellitus 2 (DM2) es una enfermedad que actualmente está ocurriendo con mucha frecuencia en los ciudadanos mexicanos, aunque también es un problema en todo el mundo, en cuyas personas se corre el riesgo de desarrollar la Enfermedad Renal Crónica (ERC) debido a factores como el sexo, estado nutricional, edad, hipertensión arterial, diabetes mal controlada y fármacos nefrotóxicos; sin embargo, también suelen presentarse otros factores como las enfermedades autoinmunes, hipertensión arterial mal controlada, tabaquismo, dislipidemia y anemia que, aunque son menos frecuentes en las poblaciones, también requieren atención para disminuirlas en las poblaciones con DM2 y, en consecuencia, prevenir o limitar la aparición y progresión de la ERC.

ÍNDICE DE TABLAS

CONTENIDO

RESUMEN

Esta investigación se hizo en la UMF No. 49 del IMSS en ciudad Victoria Durango, Durango, con el objetivo de identificar los principales factores de riesgo para la aparición y progresión de la ERC en pacientes con DM2. Se recopiló información contenida en expedientes de 139 pacientes (hombres y mujeres), con lo que fue posible recabar datos sobre sexo, peso, talla, edad, hipertensión arterial, enfermedades autoinmunes, fármacos nefrotóxicos, hipertensión mal controlada, diabetes mal controlada, dislipidemia, tabaquismo y anemia, para resolver la duda sobre cuáles son los factores de riesgo para la aparición y progresión de la ERC en pacientes con DM2 en la UMF No 49, al tomar en cuenta la frecuencia de cada una de las variables mencionadas. Los resultados indicaron que los principales factores de riesgo para la aparición y progresión de la ERC en pacientes con DM2 en la UMF No. 49, fueron el sexo, estado nutricional, edad, hipertensión arterial, diabetes mal controlada y fármacos nefrotóxicos; mientras que factores como enfermedades autoinmunes, hipertensión arterial mal controlada, tabaquismo, dislipidemia y anemia no fueron muy frecuentes en la población utilizada para la investigación. Sin embargo, también requieren atención para disminuirlas más en la población con DM2 y ERC que se atiende en la UMF No. 49.

Palabras clave: Hipertensión arterial, diabetes mal controlada, hipertensión arterial mal controlada, fármacos nefrotóxicos, daño renal.

ABSTRACT

This research was carried out at UMF No. 49 of the IMSS in Victoria Durango city, Durango, with the objective of identifying the main risk factors for the appearance and progression of ERC in patients with DM2. Information contained in the records of 139 patients (men and women) was collected, with what it was possible to collect data on sex, weight, size, age, high blood pressure, autoimmune diseases, nephrotoxic drugs, poorly controlled hypertension, poorly controlled diabetes, dyslipidemia, smoking and anemia, to resolve the doubt about which are the main risk factors for the appearance and progression of ERC in patients with DM2 in UMF No 49, by taking into account the frequency of each of the mentioned variables. The results indicated that the main risk factors for the appearance and progression of ERC in patients with DM2 at UMF No. 49 were sex, nutritional status, age, arterial hypertension, poorly controlled diabetes, and nephrotoxic drugs; while factors such as autoimmune diseases, poorly controlled hypertension, smoking, dyslipidemia and anemia were not very frequent in the population used for the research. However, they also require attention to further reduce them in the population with DM2 and ERC treated at UMF No. 49.

Keywords: Arterial hypertension, poorly controlled diabetes, poorly controlled arterial hypertension, nephrotoxic drugs, kidney damage.

I. INTRODUCCIÓN

La diabetes es una enfermedad grave que se presenta cuando el páncreas no produce suficiente insulina o cuando el cuerpo no puede utilizar la que produce. Esta hormona controla la cantidad de glucosa en la sangre. Un alto nivel de glucosa en la sangre puede ocasionar muchos problemas en el cuerpo. La glucosa proviene de los alimentos que son consumidos por el ser humano, y la insulina es la hormona que ayuda a que esta azúcar entre a las células para proporcionarles la energía requerida (1).

Se conocen dos tipos principales de diabetes mellitus, tipo 1 y tipo 2; la primera se refiere a la que se caracteriza porque el cuerpo no produce insulina, mientras que la segunda consiste en que el páncreas produce insulina, pero el cuerpo no la puede utilizar de manera adecuada. También se conocen la prediabetes, consistente en que el nivel de glucosa en la sangre es elevado, pero no lo suficiente como para ser considerada Diabetes Mellitus tipo 2. Asimismo, la diabetes mellitus gestacional, que se refiere al alto nivel de glucosa en la sangre que ocasiona problemas en las mujeres embarazadas (2).

La diabetes es uno de los padecimientos que ocasionan daños en los riñones, lo que a su vez conlleva a que las personas padezcan la llamada enfermedad renal crónica (ERC) que afecta a un alto porcentaje de la población. Dicha ERC también está relacionada con condiciones patológicas, como el envejecimiento, la hipertensión arterial (HTA) y la enfermedad cardiovascular (3). Por eso es importante identificar oportunamente los posibles factores de riesgo que pueden tener los pacientes con enfermedades no transmisibles, para minimizar la probabilidad de desarrollar la ERC (4).

Está claro y explicado que la ERC resulta por alteraciones en la estructura y función de los riñones. En base a la tasa de filtrado glomerular (TFG) se han establecido diferentes estadios de ERC, las cuales son: etapa 1, cuando los pacientes tienen daño renal, por ejemplo, proteínas en la orina, con TFG normal (≥90); etapa 2, pacientes con daño renal y leve disminución de la TFG (60-89); etapa 3, se subdivide dependiendo de la TFG (G3a 45-59 y G3b 30- 44); etapa 4, pacientes con reducción severa de la TFG (15-29) y etapa 5, pacientes con insuficiencia renal con TFG <15 (3).

II. MARCO TEÓRICO

2.1 Diabetes Mellitus

La Diabetes Mellitus (diabetes) es un trastorno metabólico con patologías heterogéneas, que se caracteriza por hiperglucemia crónica y alteraciones del metabolismo de carbohidratos, grasas y proteínas, como resultado de defectos en la secreción de insulina, la acción de la insulina o ambos (5).

Varios procesos patogénicos están involucrados en el desarrollo de la diabetes. Estos incluyen aquellos que deterioran las células beta pancreáticas y perjudican paulatinamente su función y, en consecuencia, conllevan a la deficiencia de insulina o resistencia a la acción de la insulina (resistencia a la insulina / insensibilidad a la insulina (6).

2.2 Clasificación de diabetes

- Diabetes Mellitus tipo 1 (DM1) suele ser diagnosticada a temprana edad y causada por una destrucción de las células β autoinmunes, que produce una deficiencia de insulina (7).
- Diabetes Mellitus tipo 2 (DM2) causada debido a una pérdida progresiva de la secreción adecuada de insulina de células β, con frecuencia en relación con la resistencia de insulina, la cual se vincula principalmente en personas sedentarias y con exceso de peso (7).
- Diabetes mellitus gestacional, diagnosticada durante el segundo o tercer trimestre del embarazo, que no es evidentemente antes de la gestación (7).
- Otros tipos de diabetes debido a otras causas: por ejemplo, síndrome de diabetes monogénica, enfermedades del páncreas exocrino (como pancreatitis) y la diabetes inducida por fármacos o productos químicos (uso de glucocorticoides, tratamiento de VIH/SIDA, después de un trasplante de órganos) (7).

2.3 Criterios diagnósticos

Existe distintas formas para realizar el diagnóstico de diabetes, como las pruebas que determinan el nivel de glucosa en sangre o la presencia de síntomas clásicos de un nivel alto de glucosa.

Tabla 1. Criterios de la ADA para el diagnóstico de la diabetes.

Glucosa en ayuno ≥ 126 mg/dL (no haber tenido ingesta calórica en las últimas 8 horas).
Glucosa plasmática a las 2 horas de ≥200 mg/dL durante una prueba oral de tolerancia a la glucosa. La prueba deberá ser realizada con una carga de 75 gramos de glucosa disuelta en agua.
Hemoglobina glucosilada (HbA1C) ≥ 6.5%.
Paciente con síntomas clásicos de hiperglicemia o crisis hiperglucémica con una glucosa al azar ≥ 200 mg/dL.(3)

*ADA 2023.

2.4 Fisiopatología

Según la Organización Mundial de la Salud (OMS), la diabetes mellitus es una enfermedad metabólica crónica caracterizada por niveles elevados de glucosa en sangre, que con el tiempo conduce a daños en el corazón, la vasculatura, los ojos, los riñones y los nervios (8). Más del 90% de los casos de diabetes mellitus son DM2, una afección caracterizada por una secreción deficiente de insulina por las células β de los islotes pancreáticos, resistencia tisular a la insulina (RI) y una respuesta secretora de insulina compensatoria inadecuada. La progresión de la enfermedad hace que la secreción de insulina sea incapaz de mantener la homeostasis de la glucosa, lo que produce hiperglucemia. Los pacientes con diabetes mellitus tipo 2, se caracterizan mayoritariamente por ser obesos o tener un mayor porcentaje de grasa corporal, distribuida predominantemente en la región abdominal. En esta afección, el tejido adiposo promueve la resistencia a la insulina a través de varios mecanismos inflamatorios, incluido el aumento de la liberación de ácidos grasos libres y la desregulación de adipocinas. Los principales impulsores de la DM2 son el aumento mundial en la obesidad, los estilos de vida sedentarios, dietas altas en calorías y el envejecimiento de la población, que han cuadriplicado la incidencia y la prevalencia de la DM2 (9).

Los órganos involucrados en el desarrollo de la diabetes mellitus tipo 2 incluyen el páncreas (células β y células α), hígado, músculo esquelético, riñones, cerebro, intestino delgado y tejido adiposo. Los datos en evolución sugieren que la desregulación de las adipocinas, la inflamación y las anomalías en el microbiota intestinal, la desregulación inmunitaria y la inflamación han surgido como factores fisiopatológicos importantes (9).

2.5 Epidemiologia

Los datos epidemiológicos muestran valores alarmantes que predicen un futuro preocupante para la DM2. Según la Federación Internacional de Diabetes (FID), en 2019, la diabetes causó 4,2 millones de muertes; y 463 millones de adultos de entre 20 y 79 años vivían con diabetes, un número que probablemente aumentará a 700 millones en 2045. La diabetes fue la causa subyacente de, al menos, 720 mil millones de dólares en gastos en salud en 2019. Además, es probable que la carga de enfermedad de la DM2 esté subrepresentada, ya que decir una de cada tres personas diabéticas quizás sea una infra diagnostificación, pero equivale a 232 millones de personas. El mayor número de personas que padecen diabetes tiene entre 40 y 59 años. La incidencia y prevalencia de DM2 varían según la región geográfica, con más del 80% de los pacientes que viven en países de ingresos bajos a medios, lo que plantea desafíos adicionales en el tratamiento eficaz. Los pacientes con DM2 tienen 15% más de riesgo de mortalidad por todas las causas en comparación con las personas sin diabetes, y la enfermedad cardiovascular (ECV) es la principal causa de morbilidad y mortalidad asociada con la DM2. La asociación de la diabetes con un mayor riesgo de enfermedad coronaria, accidente cerebrovascular isquémico y otras muertes relacionadas con enfermedades vasculares se mostró en un metaanálisis (10).

2.6 Tratamiento

El tratamiento de la DM2 debe seguir una secuencia, ideado por consensos de carácter internacional, quienes han puesto énfasis en iniciar modificando el estilo de vida de acuerdo con el régimen alimenticio y la actividad física. El régimen alimenticio enfocándolo a proporcionar al paciente diabético una cantidad de macro y micronutrientes suficientes para preservar un peso normal y prevenir las alteraciones de la glicemia. Se sabe que el ejercicio físico permite el transporte de la glucosa a nivel de la membrana celular mediante un mecanismo independiente a la insulina. En caso de que estas medidas no sean idóneas se iniciará el tratamiento con hipoglicemiantes orales, sea en monoterapia o en terapia combinada, en la tabla 2 se puede observar el listado de fármacos (11).

Tabla 2. Grupo de antidiabéticos orales.

Grupo	Fármacos	Mecanismo de acción	Reducción de HbA1c	Efectos sobre el peso
Biguanidas	Metformina	Disminuye la resistencia a la insulina Estimulación de la secreción de insulina	Alta	Neutra/ disminuye
Sulfonilureas	Glibenclamida	Estimulación de la secreción de insulina.	Alta	Incremento
	Glipizida			
	Glimepirida			
Glinidas	Nateglitida	Estimulación de la secreción de insulina.	Alta	Neutra / pérdida
	Repaglinida			
Tiazolidinedionas	Pioglitazona	Aumenta la sensibilidad a insulina e inhibición de la producción hepática de la glucosa.	Alta	Neutra / pérdida
	Rosiglitazona			
Inhibidores de la α-glucosidasa	Acarbosa	Reducción de la absorción intestinal de carbohidratos	Intermedia	Neutro
	Miglitol			
Agonistas de la GLP1	Exenatida	Estimulación de la secreción de insulina. Disminución de glucagón. Retraso del vaciamiento gástrico. Saciedad	Alta	Pérdida
	Liraglutida			
	Albiglutida			
	Dulaglutide			
Inhibidores de la DPP-4	Sitagliptina	Estimulación de la secreción de insulina. Disminución de glucagón.	Intermedia	Neutra
	Vidagliptina			
	Saxagliptina			
	Linagliptina			
ISGLT2	Canaglizofina	Glucosuria por inhibición de la reabsorción renal de glucosa	Intermedia	Pérdida
	Daglizofina			
	Empaglizofina			

Garmendia-Lorena F. El tratamiento actual de la Diabetes Mellitus tipo 2. Diagnóstico (Lima). 2020;59(1):3-4

2.7 Complicaciones y factores de riesgo

Hay dos grupos amplios de probables complicaciones que se pueden presentar a causa de la diabetes: agudas y crónicas. Las complicaciones agudas son las hipoglicemias e hiperglicemias, mientras que las complicaciones crónicas están relacionadas con enfermedades cardiovasculares, retinopatías, nefropatías, afectaciones cerebrovasculares que pueden terminar en neuropatías, complicaciones en piel, boca y el pie diabético (2).

Los factores de riesgo para desarrollar DM2 están relacionados con factores genéticos y estilos de vida poco favorables, por lo que específicamente se debe mirar factores como perímetro abdominal, índice de masa corporal, el consumo de frutas y verduras, la edad, la actividad física, la toma de algunos medicamentos y los antecedentes familiares (2).

El exceso de grasa corporal, cuya medición es través del índice de masa corporal (IMC), y la circunferencia de la cintura, son medidas útiles que reflejan varios aspectos del régimen alimentario y de la actividad física; asimismo, son factores que se asocian más estrechamente con el riesgo de diabetes mellitus de tipo 2 (2).

La circunferencia de cintura es útil para la medida de los depósitos de grasa visceral, y esta información resulta fundamental al momento de determinar un riesgo, debido a la masa de grasa que se puede encontrar acumulada a nivel periférico o nivel visceral. Este tipo de media identifica principalmente grasa visceral, cuyo tipo de grasa contiene gran cantidad de ácidos grasos no esterificados y produce una mayor cantidad de adipocinas, mismas que están asociadas con mayor resistencia a la insulina, aumentando así el riesgo de DM2 (2).

Un papel importante en la prevención de la DM2 es la actividad física diaria, al realizar esta aumenta la capacidad aeróbica y la masa muscular, reduce el riesgo de aumentar de peso y, si es diariamente, disminuye la resistencia a la insulina y, por lo tanto, el riesgo a desarrollar DM2 (2).

2.8 Enfermedad Renal Crónica

La Enfermedad Renal Crónica (ERC), también conocida como insuficiencia renal crónica, se define como un conjunto de diferentes enfermedades que afectan la morfología y fisiología renal. La variación de su manifestación clínica se debe a la etiopatogenia, el daño morfológico (glomérulo, vasos, túbulos o intersticio renal), la severidad y el grado de progresión (3,12).

La organización internacional KDIGO define a la ERC por los cambios de la estructura o función renal durante un periodo igual o superior a tres meses, con consecuencias para la salud independientemente de la causa. Esto significa una tasa de filtración glomerular menor a 60 mL/minuto/1.73 m², o la aparición de uno o más de los siguientes marcadores de daño renal: albuminuria/proteinuria, alteraciones del sedimento de la orina, alteraciones electrolíticas debido a alteraciones tubulares, alteraciones detectadas por histología, anomalías estructurales o historia de trasplante de riñón (Tabla 3) (3,12).

2.9 Etiología

La diabetes es la causa más común en la población adulta. Se considera que un tercio de los pacientes con diabetes desarrollan una enfermedad renal, que se delimita por la albuminuria y/o una disminución del a tasa del filtrado glomerular durante los 15 años posteriores al haberse establecido el diagnóstico de diabetes (13).

2.10 Epidemiología

Se estima que en América Latina se conciben cifras de 300 pacientes con insuficiencia renal crónica por cada millón de habitantes, según la Sociedad Latinoamericana de Nefrología e Hipertensión, mientras que la Academia Americana de Neurología informa que se investigan a los pacientes con deterioro cognitivo a partir de los 60 años (14).

En México y año 2017, se reportó una prevalencia de ERC del 12.2% y 51.4 muertes por cada 100 mil habitantes. Asimismo, la ERC en México tiene un gran impacto en las finanzas de las instituciones y en la economía de las familias; en 2014, la Secretaría de

Salud estimó un gasto anual por esta patología en 8,966 dólares estadounidenses (USD), en tanto que para el Instituto Mexicano del Seguro Social fue de 9,091 USD (1).

La ERC está asociada a excesiva morbilidad, mortalidad y costos, así como la mala calidad de vida de los pacientes. En México, el inconveniente principal es especialmente grave, ya que nuestro país ocupa el primer lugar en incidencia y el sexto lugar en prevalencia a nivel mundial. Además, la frecuencia de DM2 es mayor en nuestro medio, 12 y dicha enfermedad es la principal causa de ERCT en nuestro país (48% de los pacientes incidentes en alguna forma de diálisis es diabético) (14).

2.11 Fisiopatología

Cuando ocurre pérdida de nefronas, la hipertensión glomerular induce al incremento en el tamaño de las nefronas (por medio de la activación del sistema renina-angiotensina (RAS) y de la actividad del factor de crecimiento transformante α (TGFα) y del receptor del factor de crecimiento epidérmico (EGFR) como mecanismo compensador para conservar la TFG total y para disminuir la presión intraglomerular. Como resultado, los podocitos deben someterse a hipertrofia para conservar la barrera de filtración a lo largo de la superficie de filtración incrementada. En cambio, la hipertrofia de los podocitos es limitada, por lo que más allá de un cierto umbral, la disfunción de la barrera primero se manifiesta como proteinuria leve al no dar abasto. En etapas posteriores de la ERC, el incremento del estrés por cizallamiento de los podocitos promueve el desprendimiento de los podocitos. Las células epiteliales parietales (PEC) son progenitores putativos de podocitos, pero la proteinuria y potencialmente otros factores inhiben su potencial de sustitución de los podocitos perdidos. Sin embargo, el agravio causa una respuesta que provoca el incremento de la formación de cicatrices, en forma de glomeruloesclerosis focal segmentaria, glomeruloesclerosis global y consecuentemente atrofia de nefronas. La hiperfiltración glomerular y la proteinuria conlleva a una superior carga de trabajo de reabsorción para los túbulos proximales. Posteriormente la albuminuria, el complemento y las células inmunitarias infiltrantes hacen que las células tubulares segreguen mediadores proinflamatorios que fomenta la inflamación intersticial, junto con la progresión de glomeruloesclerosis focal segmentaria a glomeruloesclerosis global se promueve la atrofia tubular y la fibrosis intersticial. La formación de cicatrices es asociada a la rarefacción vascular e isquemia. Y como resultado los restos de nefronas incrementan aún más su tamaño para satisfacer las demandas de filtración, lo que acelera los mecanismos de progresión de la enfermedad renal crónica (ERC) en un círculo vicioso (15).

2.12 Factores de riesgo

Se han puntualizado diversos factores de inicio y progresión de la ERC, lo que puede agravar la enfermedad primaria. Distintos factores tienen mecanismo fisiopatológico en común, como la proteinuria y la hiperfiltración glomerular siendo los más comunes y frecuentes (16).

Se clasifican en factores de susceptibilidad (que aumentan la probabilidad de daño renal), factores iniciadores (son aquellos que inician directamente el daño renal), factores de progresión (que aceleran, empeoran y causan un deterioro funcional más grave), y factores de etapa terminal (que contribuyen a un aumento de la morbilidad y la mortalidad) (Tabla 1) (17).

2.12.1 Factores de susceptibilidad (no modificables)

Edad: no es un factor de progresión por sí solo, si no por el deterioro de la función renal natural por la edad avanzada. Se ha observado que no todos los pacientes con edad avanzada desarrollan una disminución esperada del filtrado glomerular

Sexo: el 60% de los pacientes representan el sexo masculino con tratamiento sustitutivo.

Raza: hay una mayor incidencia en la raza afroamericana, quizás asociada mayormente a la prevalencia de Hipertensión Arterial Severa, estado sociocultural y factores genéticos.

Peso bajo al nacer: este se asocia al bajo número de nefronas y al desarrollo posterior de la ERC. El mismo se asocia a la pérdida de masa renal, añadido a la hipertensión glomerular o hiperfiltración (16,18).

Privación sociocultural: los bajos niveles sociales, culturales y económicos están relacionados con un deterioro de la salud, como lo demuestran estudios epidemiológicos (17).

2.12.2 Factores de susceptibilidad (modificables)

Los factores que se enumeran a continuación son indicativos de la aparición y progresión de la ERC, pero todos dependen de la proteinuria como principal factor de riesgo.

Hipertensión: más del 75% de los pacientes la padecen. Cifras menores de 140/90 mm/Hg son esenciales en pacientes con ERC y en pacientes con diabetes o con proteinuria.

Diabetes: es una de las causas más frecuente de ERC, la cual se presenta en un 40-50% de los pacientes. Dentro de la cual la proteinuria es uno de los condicionantes de esta, así como los niveles elevados de Hb1ac se asocian a mayor riesgo.

Obesidad: Es un factor que se refleja con mayor frecuencia, en la población en general, el sobrepeso se asocia a hiperfiltración glomerular.

Dislipidemia: lleva un efecto adverso en la trama vascular en general. Por lo que impacta en la progresión del daño renal.

Tabaquismo: es un factor cardiovascular.

Hiperuricemia: los valores mayores a 7 mg/dl pueden ocasionar nefrolitiasis úrica, nefropatía por ácido úrico, gota tofácea y artritis gotosa aguda (16,17,18).

2.12.3 Factores de riesgo capaces de iniciar directamente el daño renal

Enfermedades autoinmunes, infecciones sistémicas, infecciones urinarias, litiasis renal, obstrucción de las vías urinarias bajas, fármacos nefrotóxicos, principalmente AINE, ya que se asocian predominantemente con cambios a la hemodinámica glomerular.

2.12.4 Factores de riesgo para la progresión de la ERC

Proteinuria presenta una tasa media anual variada de disminución del filtrado glomerular (FG), a partir de los 40 años se debe considerar una tasa de progresión renal normal de 0,7-1 ml/min/1,73 m². Se recomienda realizar dos mediciones en tres meses de los niveles de filtrado glomerular (FG) y albuminuria, y excluir una disminución por ERC (19).

El deterioro renal rápido está relacionado con la anemia y los cambios en el metabolismo mineral, particularmente la hiperfosforemia. Como predictores, resulta difícil aislar el impacto de otros factores, ya que son consecuencia del daño renal. Sin embargo, las primeras etapas de la ERC deberían ver la corrección de la anemia y los cambios en el metabolismo mineral (17).

Diversos estudios también identifican otros factores de riesgo, como los riesgos laborales y los riesgos ambientales. La exposición crónica a metales pesados, como el plomo, el mercurio, el cadmio y el arsénico, puede provocar efectos nefrotóxicos graves que incluso pueden causar ERC (20).

Tabla 3. Factores de riesgo de la ERC

Factores de susceptibilidad: incrementan la posibilidad de daño renal
Edad avanzada
Historia familiar de ERC
Masa renal disminuida
Bajo peso al nacer
Raza negra y otras minorías étnicas
Hipertensión arterial
Diabetes
Obesidad
Nivel socioeconómico bajo
Factores iniciadores: inician directamente el daño renal

Enfermedades autoinmunes
Infecciones sistémicas
Infecciones urinarias
Litiasis renal
Obstrucción de las vías urinarias bajas
Fármacos nefrotóxicos, principalmente aines
Hipertensión arterial
Diabetes
Factores de progresión: empeoran el daño renal y aceleran el deterioro funcional renal
Proteinuria persistente
Hipertensión arterial mal controlada
Diabetes mal controlada
Tabaquismo
Dislipidemia
Anemia
Enfermedad cardiovascular asociada
Obesidad
Factores de estadio final: incrementan la morbimortalidad en situación de fallo renal
Dosis baja de diálisis
Acceso vascular temporal para diálisis
Anemia
Hipoalbuminemia
Derivación tardía a nefrología

Fuente: Levey AS, Stevens LA, Coresh J. Conceptual model of CKD: applications and implications. Am J Kidney Dis. 2009 Mar;53(3 Suppl 3):S4-16.

2.12.5 Diagnóstico

El diagnóstico precoz se basa en la realización de pruebas complementarias básicas para poder establecer el diagnóstico y el estadio de la ERC, independientemente de la causa (23). Las exploraciones complementarias básicas son tres:

1) Determinación de la creatinina sérica y la correspondiente estimación del FG o del aclaramiento de creatinina mediante una fórmula.

2) Determinación del índice albúmina/creatinina en una muestra aislada de orina.

3) Análisis del sedimento urinario mediante una tira reactiva o la técnica clásica de microscopía óptica.

Estas exploraciones complementarias deben realizarse en todos los casos en que exista un riesgo aumentado de ERC.

Según la guía de práctica clínica de prevención, diagnóstico y tratamiento de la Enfermedad Renal Crónica Temprana, no se debe evaluar la función renal sólo con la medición de Creatinina Sérica, ya que no cuenta con la sensibilidad suficiente para dar la función renal con certería. Ya que esta puede ser normal cuando significativamente esta disminuida: por lo que recomienda estimar la TFG mediante las fórmulas renales de MDRD. Alternadamente puede calcularse con la depuración de creatinina mediante la fórmula de Cockroft-Gault (24).

2.12.6 Clasificación

De acuerdo con la clasificación de las guías KDIGO (tabla 3), esta determina seis categorías conforme a la TFG y tres niveles de albuminuria, las cuales sugieren el manejo de la enfermedad, así como establecen el modelo a seguir dentro del tratamiento individualizado del paciente durante la evolución de la enfermedad (25).

Tabla 4. Clasificación de la ERC por TFG* y grado de albuminuria.

				Categoría de albuminuria Descripción y rango		
				A1	A2	A3
				Normal a levemente aumentado	Moderadamente aumentado	Severamente aumentado
				<30 mg/g <3 mg/mmol	30-300 mg/g 3-300 mg/mmol	>300mg/g >30 mg/mmol
Categoria de TFG* (ml/min/1.73m) Rango y descripción	G1	Normal alto	> 90			
	G2	Levemente disminuido	60-89			
	G3a	Ligeramente a moderadamente disminuido	45-59			
	G3b	Moderadamente a severamente disminuido	30-44			
	G4	Severamente disminuido	15-29			
	G5	Falla renal	<15			

La tasa de filtrado glomerular (TFG): Verde: Bajo Riesgo (si hay ausencia de otros marcadores de enfermedad renal, no hay ERC. Amarillo: Riesgo moderadamente aumentado; Naranja: Alto riesgo; Rojo: Muy alto riesgo.

Kidney Disease Improving Global Outcomes. KDIGO 2018 Clinical practice guideline for the prevention, diagnosis, evaluation and treatment of hepatitis C in chronic kidney disease. Society of Nephrology 2018; 8(3): 91-165

2.12.7 Tratamiento

El manejo de la ERC implica reducir la albuminuria al tratar las causas subyacentes, principalmente diabetes y/o hipertensión (22).

La nefro protección son estrategias de medidas farmacológicas y no farmacológicas para delimitar o prevenir la progresión del daño renal, las cuales incluyen: Uso de antihipertensivos, hipolipemiantes, restricción de sal y proteínas en la dieta, eliminación del tabaco y nefrotóxicos, control de sobrepeso (Tabla 4) (22).

Las medidas son más efectivas al aplicarla en forma más temprana del transcurso de la enfermedad renal.

Tabla 5. Medidas no farmacológicas de nefro protección.

Medidas no farmacológicas de nefro protección	
TFG <60 mg/dl /1.73 m?	Ajustar dosis de medicamentos de acuerdo con TFG
	Reducir riesgo de LRA por estados hipovolémicos
	Prevenir LRA por utilización de medio de contraste
	disminuir dosis o evitar medio de contraste
	Considerar utilizar solución salina isotónica, antes, durante y después del procedimiento.
	Aplazar la utilización de metformina, bloqueadores SRAA y diuréticos.
TGF 45 a 60 ml/min/1.73m2	Evitar el uso prolongado de AINEs
	Continuar metformina
TFG 30 – 45 ml/min/173m2	Evitar uso prolongado de AINEs
	Vigilancia estrecha del uso de metformina al 50% de la dosis.
TFG < 30	Evitar cualquier AINEs
	Evitar bifosfonatos
	Evitar metformina
	Utilizar cautelosamente IECAs y ARAs

Guía de Referencia Rápida. Prevención, Diagnóstico y Tratamiento de la Enfermedad Ranal Crónica Temprana. GPC. Número de Registro: IMSS -335-09. ISBN 978-607-8290-04-8

2.13 Prevención

La prevención se refiere a las acciones tomadas para eliminar o minimizar el impacto de las enfermedades y la discapacidad. Minimiza la susceptibilidad y, por lo tanto, disminuir el desarrollo de la enfermedad, al tiempo que protege a los grupos en riego de agentes agresivos para minimizar la gravedad de las complicaciones de la enfermedad (24).

La prevención de los factores de riesgo de ERC en la población requiere esfuerzos educativos sistemáticos, como una dieta equilibrada con oligoelementos, ingesta diaria de agua de al menos dos litros, actividad física y recreación saludable y sin conductas tóxicas (25).

Entre las principales acciones de prevención primaria, se encuentran el manejo de factores de riesgo, como la diabetes mellitus, hipertensión arterial, etc. Estos esfuerzos incluyen reducir el consumo excesivo de grasas saturadas, fumar, beber alcohol, tomar pastillas regulares o permanecer sedentario durante al menos ocho horas al día, tener sobrepeso, obesidad, usar medicamentos nefrotóxicos, etc. (25).

2.13.1 Prevención de la enfermedad renal

Para prevenir la progresión y las complicaciones de la ERC, es fundamental la realización anual de proteinuria, microalbuminuria y creatinina sérica a todos los pacientes con antecedentes patológicos personales de diabetes mellitus, además de especificar medidas personalizadas y electivas para cada paciente diagnosticado (25).

Si se identifica a la diabetes, proteinuria y un nivel bajo de bicarbonato sérico, como los factores de riesgo más importantes, se puede retrasar el desarrollo de la enfermedad renal crónica y requerir terapia de remplazo (26).

La presión arterial alta y la edad avanzada también son factores importantes. Para determinar las causas de la enfermedad renal, es importante considerar el contexto clínico, como los antecedentes familiares y personales, los factores ambientales y sociales, el uso de medicamentos, el examen físico, pruebas de laboratorio, imágenes y diagnósticos patológicos. Se recomienda un cuidado especial a los hombres y a las personas con proteinuria, ya que son fuentes importantes de agentes perpetuadores de la enfermedad renal crónica (26).

Es necesario identificar la presencia de enfermedad renal en personas mayores de 50 años con hipertensión o diabetes, ya que es una medida rentable en cualquier circunstancia. Se sugiere usar tiras reactivas para determinar la cantidad de albúmina en orina y/o determinar la tasa de filtración glomerular, según la disponibilidad de estas pruebas (26).

2.13.2 Control glucémico

La guía KDIGO y de la Sociedad Americana de Diabetes (ADA), refieren que la intervención más eficaz para conseguir nefro protección en la diabetes mellitus es el control estricto de los niveles de glucosa. Los valores más bajos de hemoglobina A1c reducen el riesgo de albuminuria. El riesgo de que se desarrolle y progrese a la enfermedad renal se mitiga mediante el control metabólico esperado. Los nuevos agentes antidiabéticos iSGLT2 y arGLP1 se han asociado con la prioridad continuada del tratamiento con metformina (27).

2.13.3 Control de la presión arterial

Los pacientes don DM2 deben aspirar a niveles de presión arterial (PA) inferiores a 130/80 mmHg para minimizar la mortalidad por ERC y retardar la protección de la ERC, pero aquellos con albuminuria pueden necesitar objetivos más bajos debido a los posibles beneficios y riesgos (27).

Para seleccionar el tratamiento de la hipertensión arterial (HTA) en pacientes con DM2, implica la evaluación de los niveles de albuminuria y la reducción del filtrado glomerular (FG). Si la TFG es inferior a 60 ml/min/1,73 mm2 y la excreción urinaria de albúmina es mayor a 300 mg/g de creatinina, entonces se preferiría bloquear el sistema renina angiotensina aldosterona (SRAA) con IECA o ARAII para el tratamiento de la PA, ya que se ha demostrado que previene la avance de la ERC (27).

2.13.4 Medidas higiénico – dietéticas

Para evitar un estilo de vida sedentaria, se sugiere realizar de 30 a 60 min actividad o ejercicio físico moderado de 4 a 7 días a la semana, incluidos ejercicios aeróbicos y/o de fuerza moderadamente vigorosos, y programas que se adapten a las necesidades del paciente (28).

Se recomienda mantener la ingesta de sodio en un mínimo de 100 mEq/día para mantener una restricción sostenible (26).

La dieta es un factor clave en la prevención y control de la enfermedad renal. Un enfoque dietético equilibrado que se adapte a las necesidades de cada persona puede aliviar numerosos problemas de hipertensión y mejorar el control glucémico. Se recomienda realizar tres comidas al día y consumir 2000 calorías por día, incluidos alimentos ricos en fibra, vegetales, cantidades reducidas de carne de pollo, pescado o carne roja, disminuir bebidas azucaradas, así como alimentos ricos en calcio, potasio y magnesio, para mantener una dieta saludable a través de alimentos (28).

No se recomienda el consumo de alcohol por arriba de los 12 a 14 gr/día, lo que equivale aproximadamente 300 ml de cerveza o 150 ml de vino al día, así como también evitar fumar debido al impacto negativo en la salud, como en lo cardiovascular y la función renal (28).

III. PLANTEAMIENTO DEL PROBLEMA

La incidencia de la diabetes mellitus (DM) ha ido en aumento y actualmente es una de las causas principales de muerte y discapacidad en todo el mundo. En México el 50% de los pacientes con enfermedad renal crónica actualmente son secundarios a DM (23).

La ERC representa un problema de salud pública catastrófico debido al alto costo y alta morbimortalidad o discapacidad que requieren tratamiento para los pacientes. Como consecuencia al nuevo estilo de vida, se ha llevado un aumento en la prevalencia e incidencia de enfermedades crónico-degenerativas, particularmente DM e hipertensión arterial sistémica (23).

Es importante que las personas con diabetes tipo 2 tengan un control glucémico adecuado al momento del diagnóstico, conozcan y tomen las medidas preventivas adecuadas en su vida diaria para evitar la ERC.

En este sentido nuestro papel como médicos es brindar a los pacientes la información necesaria para prevenir complicaciones y retrasar la función renal mediante la identificación de los posibles factores de riesgo. Esto nos permite prolongar la terapia de reemplazo renal.

De ahí la importancia del presente estudio para el cual se plantea la siguiente pregunta de investigación:

Pregunta de investigación

¿Cuáles son los factores de riesgo para la aparición y progresión de la ERC en pacientes con DM2 de la UMF No 49?

IV. JUSTIFICACION

MAGNITUD: actualmente la enfermedad renal crónica tiene una prevalencia e incidencia en aumento, principalmente por la presencia de patologías previas como la diabetes y que afecta principalmente a la población más desfavorecida socialmente. La identificación temprana de los factores de riesgo puede conducir a una intervención temprana para prevenir el daño renal.

TRANSCENDENCIA: es de suma relevancia, ya que al identificar tempranamente los factores de riesgo de la ERC en los pacientes con DM2, podría disminuir las posibles complicaciones derivadas de la enfermedad e intervenir tempranamente en la prevención del daño renal.

IMPACTO: se podría considerar los resultados obtenidos como área de oportunidad para plantear o realizar mejoras en la atención, realizar programas y estrategias para retrasar la progresión de la ERC en este grupo de pacientes, disminuyendo el impacto epidemiológico y económico.

FACTIBILIDAD: este estudio fue posible para identificar los factores predisponentes a la ERC en la población con DM2 de la UMF No. 49 a estudiar, fue de fácil realización durante la consulta de medicina familiar, y los recursos invertidos no involucraron un amplio costo.

V. HIPOTESIS

Se decidió prescindir de hipótesis por el tipo de diseño del estudio.

VI. OBJETIVOS

6.1 Objetivo General

Identificar los factores de riesgo para la aparición y progresión de la ERC en pacientes con DM2 de la UMF No 49.

6.2 Objetivos Específicos

1. Cuantificar y describir los factores de riesgo en la población de estudio.
2. Identificar el factor de susceptibilidad más frecuente.
3. Determinar el factor de progresión más frecuente en pacientes con diabetes tipo 2.
4. Describir la frecuencia de factores de susceptibilidad, aparición y progresión según la edad y sexo.

VII.   MATERIALES Y METODOS

7.1 Lugar
Unidad de Medicina Familiar No. 49, IMSS, Durango, Durango

7.2 Universo
Pacientes con Diabetes Tipo 2 de la Unidad de Medicina Familiar No 49

7.3 Tiempo
El periodo de ejecución será de enero a febrero 2024.

7.4 Diseño del estudio
Es un estudio observacional, descriptivo, retrospectivo.

7.5 Criterios de selección

7.5.1 Criterios de inclusión:
1. Expedientes de pacientes mayores de 18 años
2. Expedientes de pacientes de cualquier sexo.

3. Expedientes de paciente con diagnóstico de diabetes mellitus tipo 2 adscrito a la UMF 49.

7.5.2 Criterios de exclusión:

1. Expedientes de pacientes que estén tratamiento de sustitución renal.

2. Expedientes con información insuficiente.

3. Expediente no disponible.

4. Pacientes con enfermedad renal crónica en estadios 3a, 3b y 4 de la KDIGO.

7.6 Tamaño de muestra y muestreo

Se calculo con el programa EPIDAT utilizando como supuesto el mapa interactivo de la distribución de la población derechohabiente del IMSS de la Unidad de Medicina Familiar No. 49 (UMF 49) reportando un total de 108, 561 (65); como proporción esperada se usó el comunicado de prensa núm. 645/21 (66) que reporta una prevalencia de diabetes de 10.32%; un nivel de confianza del 95% y una precisión absoluta del 5%; dando como resultado un total de 139 expedientes.

7.7 Variables de estudio

Nombre de la variable	Definición conceptual	Definición operacional	Tipo de variable	Escala	Categorías o unidades de medición
Edad	Es el tiempo de vida de una persona a partir de su nacimiento hasta un momento determinado.	Años referidos en el expediente	Cuantitativa Continua	Razón.	Número de años
Sexo	Condición de un organismo que distingue entre masculino y femenino	Condición orgánica referida en el expediente	Cualitativa Dicotómica	Nominal.	1. Masculino 2. Femenino
Estado nutricional	Situación en la que se encuentra una persona en relación con los nutrientes de su régimen de alimentación.	Categorías en base al Índice de masa de corporal (kg/m2) registrado en el expediente: a. ≤18.5 = Bajo Peso b. 8.5-24.9 = Normal c. 25-29.9 = Sobrepeso d. >30 = Obesidad	Cualitativa Ordinal	Ordinal	1. Bajo peso 2. Normal 3. Sobrepeso 4. Obesidad
Peso corporal	Cantidad de masa que alberga el cuerpo de una persona.	Peso registrado en el expediente clínico electrónico.	Cuantitativa continua.	Razón	Kilogramos

Talla	Estatura de una persona, medida desde la planta del pie hasta el vértice de la cabeza.	Estatura registrada en el expediente clínico electrónico.	Cuantitativa continua.	Razón	Metros
Factores de susceptibilidad en la ERC	Estado de tener predisposición o estar sensible a desarrollar la posibilidad de daño renal	Factores registrados o descritos en el expediente: 1. Edad avanzada (más de 60 años) 2. Historia familiar de ERC 3. Hipertensión arterial 4. Diabetes 5. Obesidad	Cualitativa Politómica	Nomina	1. Si 2. No
Factores iniciadores de la ERC	Son aquellos que pueden iniciar directamente el daño renal.	Factores registrados o descritos en el expediente: 1.Enfermedades autoinmunes (patología reumatológica Lupus Eritematoso Sistémico y Artritis Reumatoide). 2.Litiasis Renal 3.Fármacos nefrotóxicos (AINES)	Cualitativa Politómica	Nominal	1. Si 2. No
Factores de progresión de la ERC	Todo evento capaz de empeorar el daño glomerular preexistente.	Factores registrados o descritos en el expediente: 1.Hipertensión arterial mal controlada (TA >130/80 mm Hg) 2.Diabetes mal controlada (glucosa en ayuna >130 mg/dl ó HbA1C > 7%)3. Tabaquismo 4. Dislipidemia 5. Anemia	Cualitativa Politómica	Nomina	1. Si 2. No

7.8 Procedimiento del estudio

7.8.1 Fase I. Autorizaciones.

Previa autorización el Comité Local de Investigación (CLIS 902), y el Comité Local de Ética en Investigación (CEI 9028), con sede en la UMF No. 43 de Gómez Palacio, Durango, asimismo conforme a la autorización del director de la unidad de medicina familiar No. 49 mediante carta de no inconveniente.

7.8.2 Fase II. Método de selección de los sujetos o unidades de estudio.

Previa autorización se comenzará el proceso de selección de casos, revisando los expedientes clínicos de pacientes Diabetes Mellitus tipo 2 de la UMF 49 Durango en un periodo comprendido de enero 2024 a febrero 2024.

7.8.3 Fase III. Obtención de datos.

Se recolectarán los datos de los expedientes de los pacientes a través del sistema de información de medicina familiar (SIMF) y se plasmaran en una hoja de recolección de datos, la cual se encuentra en el anexo, se asignará un folio a cada sujeto, se registrará la presencia de factores de riesgo la cual se clasificó por factores de susceptibilidad (modificables y no modificables), factores de iniciación y factores de progresión para la enfermedad renal crónica registrados en el expediente clínico de los pacientes con Diabetes Mellitus tipo 2 de los distintos turnos de atención de la UMF 49

7.8.4 Fase IV. Manejo de la información.

La información obtenida mediante la hoja de recolección de datos será capturada en una base de datos de Excel, para su posterior análisis estadístico utilizando el programa SPSS V25. Se resguardará de manera confidencial, además de asegurar que no se le dará otro uso más que para fines científicos y de divulgación.

7.9 Análisis estadístico

Para determinar los objetivos de la investigación, se empleará un enfoque estadístico descriptivo. Para variables cualitativas (sexo) se realizará frecuencias y porcentajes; para las variables cuantitativas (edad) se realizarán medidas de tendencia central (mediana, media) y medidas de dispersión (desviaciones estándar, mínimas y máximas). Las variables cuantitativas con distribución normal se describirán con la media acompañada de la desviación estándar; mientras que las variables cuantitativas con distribución no normal se describirán con mediana, acompañada de mínimos, máximos.

La significancia estadística se estimará considerando un intervalo de confianza del 95% o un valor de $p < 0.05$. La información de cada variable será ingresada a una base de datos Programa Microsoft Excel, se utilizará el paquete estadístico SPSS versión 25 para Windows, para posteriormente realizar un análisis de los resultados obtenidos para realizar conclusiones y recomendaciones.

VIII: RESULTADOS Y DISCUSIÓN

En la Tabla 6 se puede notar la frecuencia porcentual de hombres y mujeres con padecimiento de diabetes mellitus, de cuyos porcentajes en la muestra total (139) la población femenina con la citada enfermedad fue 28% superior en relación al porcentaje de hombres. Estos resultados son diferentes a los encontrados por Fernández y Melgosa (2022), ya que como producto de su investigación estos autores reportaron que la ERC fue más frecuente en el sexo masculino, misma que es ocasionada por el daño renal que produce la DM2.

Tabla 6. Frecuencia de sexo de la muestra auscultada con padecimiento de DM2 en la UMF No. 49 de ciudad Victoria Durango, Durango.

SEXO	*FRECUENCIA*	*PORCENTAJE*
Masculino	50	36%
Femenino	89	64%
Total	139	100%

FACTORES DE SUSCEPTIBILIDAD:

La frecuencia del estado de nutrición considerando el peso de pacientes con DM2 se puede observar en la Tabla 7, de donde se pudo estimar que el porcentaje más alto correspondió a los pacientes con obesidad, los cuales superaron en los respectivos 46.8, 27.4 y 15.8% a los que tuvieron peso bajo, peso normal o con sobrepeso. La media de peso fue igual a 76.4 kg, en una muestra con distribución normal y una desviación estándar (σ) de 16.2 kg con respecto a la media antes referida. En tanto que la media en talla fue de 1.6, $\sigma=0.09$, con distribución normal. Estos resultados también tienen relación con los publicados por Riddle (2019), puesto que este autor menciona que el perímetro abdominal (obesidad) y el índice de masa corporal son factores de riesgo que contribuyen a generar condiciones para susceptibilidad a la DM2 y ERC.

Tabla 7. Frecuencia de estado nutricional de acuerdo al peso de pacientes con DM2 en la UMF No. 49 de ciudad Victoria Durango, Durango.

ESTADO NUTRICIONAL	FRACUENCIA	PORCENTAJE
Peso bajo	1	0.7%
Normal	28	20.1%
Sobrepeso	44	31.7%
Obesidad	66	47.5%
Total	139	100%

La cantidad de expedientes revisados pertenecientes a pacientes mayores de 60 años con DM2 y en riesgo de padecer la ERC se puede notar en la Tabla 8, de tal manera que de la muestra total (139) se encontró que la mayor parte de pacientes si tuvo DM2 y ERC, lo cual superó en 12.2% al grupo de derechohabientes que no tuvieron. Los análisis estadísticos indicaron que la muestra tuvo distribución normal, con media de 59.4 y desviación estándar=13.0 (desviación en valor absoluto con respecto a la media). Estos resultados indican que la edad, como factor de riesgo para desarrollar DM2 y, en consecuencia, la ERC, tienen relación con lo mencionado por Riddle (2019) sobre la edad como factor de riesgo de padecer dicha enfermedad; asimismo, con lo reportado por Zamora y Sanahuja (2008) y López *et al.* (2020), quienes refieren que la edad de individuos con deficiencia en flujo glomerular (FG) o fuera de lo normal, es un factor que conlleva al desarrollo de la ERC.

Tabla 8. Frecuencia de edad >60 años en pacientes con DM2 en la UMF No. 49 de ciudad Victoria Durango, Durango.

>60 AÑOS	FRECUENCIA	PORCENTAJE
Si	78	56.1%
No	61	43.9%
Total	139	100%

Esta investigación realizada con respecto a los pacientes con DM2 e hipertensión arterial (HTA), arrojó que este último factor de riesgo para desarrollar ERC fue 48.2% más frecuente en la parte de la muestra de pacientes con HTA (103) en comparación al número de personas (36) que aún no habían desarrollado dicha enfermedad (Tabla 9). Los resultados antes mencionados tienen relación con lo señalado por Mejía *et al.* (2018), acerca de que la HTA es un factor de riesgo para el daño renal que suele aparecer en pacientes con DM2. Asimismo, con los de García-Maset *et al.* (2021), quienes han señalado que el daño renal o la ERC está relacionada con la HTA, que cuando no se detecta y no se atiende oportunamente puede ocurrir con más frecuencia en la población con DM2.

Tabla 9. Frecuencia de hipertensión arterial en pacientes con DM2 en la UMF No. 49 de ciudad Victoria Durango, Durango.

HIPERTENSIÓN ARTERIAL	**FRECUENCIA**	*PORCENTAJE*
Si	103	74.1%
No	36	25.9%
Total	139	100%

FACTORES INICIADORES:

La Tabla 10 contiene los resultados acerca de la frecuencia de enfermedades autoinmunes de los pacientes con DM2 en la UMF No. 49 de ciudad Victoria Durango, Durango, con los que se pudo conocer que de la muestra total, el grupo de pacientes que aún no presentó este tipo de problema superó en 87% al grupo que si ha desarrollado este tipo de enfermedades, lo que sugirió continuar con diagnóstico y prevención en aquellos pacientes que aún no la tienen, para retardar el daño renal con consecuencias graves que pueden llegar a ocasionar la ERC; sin embargo, estos resultados también indicaron no descuidar a los pocos que ya la han desarrollado y, hasta donde sea posible, retardar la etapa de mayor deterioro renal de los pacientes.

Tabla 10. Frecuencia de enfermedades autoinmunes en pacientes con DM2 en la UMF No. 49 de ciudad Victoria Durango, Durango.

ENFERMEDADES AUTOINMUNES	FRECUENCIA	PORCENTAJE
Si	9	6.5%
No	130	93.5%
Total	139	100%

La frecuencia de fármacos nefrotóxicos en la muestra total (139) de pacientes, correspondientes a la UMF No. 49 de ciudad Victoria Durango, Durango, está indicada con los valores absolutos y porcentajes que contiene la Tabla 11, de los cuales fue posible estimar que fármacos nefrotóxicos aún no han sido desarrollada en la mayor parte de la muestra de pacientes, lo que a su vez superó en 12.2% a la cantidad de pacientes que ya han desarrollado este problema.

Tabla 11. Frecuencia fármacos nefrotóxicos en pacientes con DM2 en la UMF No. 49 de ciudad Victoria Durango, Durango.

FÁRMACOS NEFROTÓXICOS	FRECUENCIA	PORCENTAJE
Si	61	43.9%
No	78	56.1%
Total	139	100%

FACTORES DE PROGRESIÓN:

Los resultados respecto al factor de riesgo para la ERC, conocido como frecuencia de hipertensión arterial mal controlada, son los que se indican en la Tabla 12, con los que se detectó que este factor de riesgo sí se ha dado en UMF No. 49 de ciudad Victoria Durango, Durango, aunque cabe destacar que sólo fue detectada en la menor parte de la muestra total (139) de pacientes con DM2 revisados a través de los respectivos expedientes; asimismo, que en la mayor parte de la población muestra la misma deficiencia en control de la hipertensión arterial no se ha dado, por lo que fue posible estimar que la frecuencia de hipertensión arterial mal atendida fue superada en 64% por el número de pacientes sin el citado problema. Lo anterior también sugiere que es necesario disminuir el número de casos con el problema en cuestión y así evitar, en la medida de lo posible, la reincidencia de este factor de progresión de la hipertensión arterial.

Tabla 12. Frecuencia de hipertensión arterial mal controlada (TA >130/80mm/Hg).

HIPERTENSIÓN ARTERIAL MAL CONTROLADA	*FRECUENCIA*	*PORCENTAJE*
Si	25	18%
No	114	82%
Total	139	100%

La Tabla 13 contiene los resultados sobre la frecuencia de diabetes mal controlada, mismos que permitieron deducir que el número de casos con este factor de riesgo de progresión de la DM2 y, en consecuencia, de la ERC, fue 9.4% menos en comparación con el número de casos sin el citado problema que tiene consecuencias en la progresión de ambas enfermedades. No obstante, estos resultados también sugieren que es necesario disminuir el problema en cuestión para que no rebase al número de casos sin el problema, y para que no llegue a ser uno de los principales factores de riesgo en las dos enfermedades que padecen pacientes en la UMF No. 49 de ciudad Victoria Durango, Durango.

Tabla 13. Frecuencia de diabetes mal controlada (glucosa en ayunas >130mg/dl ó hbac1 >7%).

DIABETES MAL CONTROLADA	*FRECUENCIA*	*PORCENTAJE*
Si	63	45.3%
No	76	54.7%
Total	139	100%

La revisión de expedientes de pacientes con DM2 en la UMF No. 49, también conllevó a notar que el tabaquismo es otro problema que tienen algunos derechohabientes del IMSS en la citada UMF, pero ocurre con menor frecuencia, como lo indican los resultados que contiene la Tabla 14, donde claramente se percibe que el porcentaje de pacientes con problema de tabaquismo que se informa en los respectivos expedientes, es superado en 75.6% por el grupo de pacientes que no hacen uso del tabaco; no obstante, aún así es importante continuar con actividades que conlleven a que los pacientes se distancien de este factor de riesgo para la DM2 y la ERC, ya que de acuerdo a la Guía Práctica Clínica (2014) el hábito tabáquico es un factor de riesgo y de progresión que está asociado a la reducción del funcionamiento renal.

Tabla 14. Frecuencia de tabaquismo en pacientes con DM2 en la UMF No. 49 de ciudad Victoria Durango, Durango.

TABAQUISMO	FRECUENCIA	PORCENTAJE
Si	17	12.2%
No	122	87.8%
Total	139	100%

La dislipidemia es otro factor de riesgo de progresión de DM2 y ERC que a través de los expedientes se encontró como padecimiento de los pacientes de la UMF No.49 de ciudad Victoria Durango, Durango, misma que consiste en una concentración elevada de colesterol y/o triglicéridos o una concentración baja de colesterol de lipoproteínas de alta densidad (HDL), cuyos resultados se pueden observar en la Tabla 15, los que a su vez indicaron que este factor afectó en menor frecuencia y porcentaje a los pacientes, de tal manera que el grupo sin dislipidemia superó en 41% al grupo que la padece; sin embargo, los resultados también sugieren que es necesario atender este factor en los pacientes que ya la han desarrollado, antes que se incremente el número de pacientes con el problema y sea considerado como un factor de riesgo con frecuencia en ascenso.

Tabla 15. Frecuencia dislipidemia en pacientes con DM2 en la UMF No. 49 de ciudad Victoria Durango, Durango.

DISLIPIDEMIA	FRECUENCIA	PORCENTAJE
Si	41	29.5%
No	98	70.5%
Total	139	100%

La anemia es un problema que se presenta como consecuencia de baja cantidad de glóbulos rojos funcionales (sanos), o debido a que no se tiene suficiente hemoglobina para transportar oxígeno a las demás células, tejidos y órganos de las personas. Así que en la Tabla 16 se informa sobre los resultados encontrados a través de los respectivos expedientes de los pacientes con DM2 en la UMF No. 49 del IMSS en ciudad Victoria Durango, Durango, resultados que indicaron que la anemia es un factor con baja frecuencia en los pacientes mencionados, a tal grado que fue superada en 94.2% por el grupo de personas que no tienen anemia. Asimismo, que aún con esa baja frecuencia de anemia es importante hacer lo debido para bajar más o eliminar la frecuencia de la enfermedad en cuestión.

Tabla 16. Frecuencia de pacientes con anemia y DM2 en la UMF No. 49 de ciudad Victoria Durango, Durango.

ANEMIA	FRECUENCIA	PORCENTAJE
Si	4	2.9%
No	135	97.1%
Total	139	100%

IX. CONCLUSIONES

A través de esta investigación se pudo conocer que los principales factores de riesgo para la aparición y progresión de la ERC en pacientes con DM2 de la UMF No. 49 del IMSS en ciudad Victoria Durango, Durango, fueron el sexo, estado nutricional, edad, hipertensión arterial, diabetes mal controlada y fármacos nefrotóxicos; mientras que factores como enfermedades autoinmunes, hipertensión arterial mal controlada, tabaquismo, dislipidemia y anemia no fueron muy frecuentes en la población utilizada para la investigación. Sin embargo, también requieren atención para disminuirlas más en la población con DM2 y ERC que se atiende en la UMF No. 49. Estos resultados también aplican en todos aquellos casos con padecimientos de DM2 y ERC en el país y en cualquier parte del mundo.

X. PERSPECTIVAS

Los resultados de esta investigación podrán ser aplicados para incrementar la calidad del servicio médico que se oferta en la UMF No. 49 del IMSS en ciudad Victoria Durango, Durango, para atender a las personas derechohabientes con DM2 y con riesgo de desarrollar la ERC. Lo anterior sólo podrá ser al mejorar el conocimiento del personal médico y auxiliar para incrementar su eficacia en el tratamiento de la DM2 y de la ERC que padecen los pacientes de la UMF No. 49. Asimismo, para incrementar la eficacia del personal médico y auxiliar en la aplicación de conocimientos para prevenir la aparición y progresión de la DM2 y ERC, al mejorar conocimientos para detectar factores de riesgo principales y secundarios.

Por otra parte, con estos conocimientos generados a través de la investigación, se tendrá más posibilidad de mejorar información respecto a la ERC, y quizás ser partícipe con más eficacia en la transmisión de conocimientos a personal médico, auxiliar y otros de instituciones propias del IMSS en el estado de Durango y a nivel nacional, así como de otras instituciones públicas (Secretaría de Salud) o privadas, también a nivel estatal y nacional. Con lo que a su vez la UMF No. 49 del IMSS de ciudad Victoria Durango, Durango, pueda influir en el desarrollo nacional en cuanto a la salud de ciudadanos que han desarrollado ERC.

Además, con los resultados hasta ahora generados, se incrementarán las posibilidades de aportar conocimientos a la ciencia de la salud en general, específicamente con el tema del daño renal, si la información se organiza en formato de artículo científico para publicar en revista científica, o de capítulo de libro con autorización editorial. De llevarse a cabo lo anterior, se incrementarán las posibilidades de influir en la internacionalización de los conocimientos generados en la UMF No. 49 y, por lo tanto, de la propia institución y del personal responsable de la publicación.

XI. REFERENCIAS BIBLIOGRÁFICAS

1. Obrador GT, Rubilar X, Agazzi E, Estefan J. The Challenge of Providing Renal Replacement Therapy in Developing Countries: The Latin American Perspective. American journal of kidney diseases: the official journal of the National Kidney Foundation. 2016 Mar;67(3):499-506. Disponible en: https://doi.org/10.1053/j.ajkd.2015.08.033

2. Riddle MC. STANDARDS OF MEDICAL CARE IN DIABETES. American Diabetes Association [Internet]. 2019,42. Available from: https://care.diabetesjournals.org/content/diacare/suppl/2018/12/17/42.Supplement_1.DC1/DC_42_S1_2019_UPDATED.pdf

3. García-Maset R, et al. Documento de información y consenso para la detección y manejo de la enfermedad renal crónica. Nefrología. 2021. https://doi.org/10.1016/j.nefro.2021.07.010

4. Del M, Mejía Gómez C, González Espíndola A, Mendoza IL, Cervantes SL, Carlos J, et al. Los artículos publicados en esta revista se distribuyen con la licencia: Articles [Internet]. Available from: http://dx.doi.org/10.19230/jonnpr.2625

5. Ángel, M., Valdés, S., Serra, M., Marleny, R., & García, V. (2019). Las enfermedades crónicas no transmisibles: magnitud actual y tendencias futuras Non Transmissible Chronic Diseases : Current Magnitude and. 5–11. Recuperado de http://www.revfinlay.sld.cu/index.php/finlay/article/view/561/1658

6. Panorama de la diabetes en la Región de las Américas [Internet]. Pan American Health Organization; 2023 [cited 2024 Jan 9]. Available from: https://iris.paho.org/handle/10665.2/57197

7. Los Standards of Medical Care in Diabetes 2021, resumen redGDPS (ADA 2021) [Internet]. Redgdps.org. [cited 2024 Jan 9]. Available from: https://www.redgdps.org/los-standards-of-medical-care-in-diabetes-2021-resumen-redgdps-ada-2021

8. Porto J, Gardey A. Definición de conocimiento [citado el 07 de noviembre de 2021]. Disponible en: https://www.significados.com/conocimiento/

9. FID. (2017). Diabetes Atlas de la FID. En International Diabetes Federation (Octava). https://doi.org/10.1016/j.diabres.2017.09.002

10. Colagiuri ARW. ATLAS DE LA DIABETES DE LA FID. copyright; 2019.

11. Garmendia-Lorena F. El tratamiento actual de la Diabetes Mellitus tipo 2. diagnostico (lima) [Internet]. 2020; Disponible en: http://doi.org/10.33734/diagnostico.v59i1.200G

12. Ammirati AL. Chronic kidney disease. Rev Assoc Med Bras [Internet]. 2020;66(suppl 1):s03–9. Available from: http://dx.doi.org/10.1590/1806-9282.66.s1.3

13. Alicic RZ, Rooney MT, Tuttle KR. Diabetic kidney disease: challenges, progress, and possibilities. Clin J Am Soc Nephrol. 2017 Dec 7;12(12):2032-45. (https://cjasn.asnjournals.org/content/12/12/2032)

14. Gómez-Andrade LF, Lindao-Solano MO. Asociación Entre Enfermedad Renal Crónica No Terminal y Deterioro Cognitivo en Adultos Entre 55 a 65 años de Edad. Revista Ecuatoriana de Neurología. 2020;29.

15. Rui Sheng Cen Feng, Karina Hernández Gonza, Shaylinn Mena Sánchez, Daniela Zamora Chaves, Jeremy Zeledón López. Enfermedad Renal Crónica. Revista Clínica de la Escuela de Medicina UCR-HSJD [Internet]. 2020;10. Available from: https://www.medigraphic.com/pdfs/revcliescmed/ucr-2020/ucr204i.pdf

16. Sanahuja IZ y MJ. Enfermedad renal crónica. Asoc. Española Pediatría 2008;9: 1-10.

17. Lorenzo Sellarés V, Luis Rodríguez D. Enfermedad Renal Crónica.En: Lorenzo V., López Gómez JM (Eds). Nefrología al día. ISSN: 2659-2606. Disponible en: https://www.nefrologiaaldia.org/136

18. López-Heydeck S. M, Robles-Navarro J. B, Montenegro-Morales L. P, Garduño-García J. D, López-Arriaga J. A. Factores de riesgo y de estilo de vida asociados a enfermedad renal crónica. Revista Médica del Instituto Mexicano del Seguro Social [Internet]. 2020;58(3):305-316. Recuperado de: https://www.redalyc.org/articulo.oa?id=457768136013

19. Martínez-Castelao Alberto, Górriz José L., Bover Jordi, Segura-de la Morena Julián, Cebollada Jesús, Escalada Javier et al . Documento de consenso para la detección y manejo de la enfermedad renal crónica. Nefrología (Madr.) [Internet]. 2014 [citado 2024 Ene 16] ; 34(2): 243-262. Disponible en: http://scielo.isciii.es/scielo.php?script=sci_arttext&pid=S0211-69952014000200014 &lng=es.ttps://dx.doi.org/10.3265/Nefrologia.pre2014.Feb.12455.

20. Ana María Iraizoz Barrios, Germán Brito Sosa, Jovanny Angelina Santos Luna. Detección de factores de riesgo de enfermedad renal crónica en adultos. Revista Cubana de Medicina General Integral. 2022;38(2):1745.

21. Cabrera SS. Definición y clasificación de los estadios de la enfermedad renal crónica. Prevalencia. Claves para el diagnóstico precoz. Factores de riesgo de enfermedad renal crónica. Nefrología. Vol 24. Suplemento No. 6 Capitulo 2 2016;27–34

22. Guía de Referencia Rápida. Prevención, Diagnóstico y Tratamiento de la Enfermedad Ranal Crónica Temprana. GPC. Número de Registro: IMSS -335-09. ISBN 978-607-8290-04-8

23. Gómez LDO. Enfermedad renal crónica y factores de supervivencia en pacientes con trasplante renal. Rev Salud y Bienestar Social, Vol 5. 1 enero-junio 2021;

24. Lizbeth Estefanía Cárdenas Suárez, Gabriela Alexandra Carpio Vaca, Jessica Ximena Humala Rojas, Lesly Marcela Verdugo Calle. Capítulo II. Promoción y prevención de salud en la sociedad. Salud Pública CON-CIENCIAISBN; 2022.

25. Núñez-López M, Triana-Alonso P, Licea-Morales Y. Aplicación de los niveles de prevención en la enfermedad renal crónica. Revista Finlay [revista en Internet]. 2018 [citado 2018 Oct 22]; 8(3): [aprox. 1 p.]. Disponible en: http://revfinlay.sld.cu/index.php/finlay/article/view/614

26. Prevención, Diagnóstico y Tratamiento de la Enfermedad Renal Crónica. Guía de Evidencias y Recomendaciones: Guía de Práctica Clínica. México, CENETEC; 2019 [9 de enero de 2024]. Disponible en: http://imss.gob.mx/profesionales-salud/gpc

27. Beatriz Fernández Fernández AO. Tratamiento de la Enfermedad Renal Diabética. Nefrología al Día [Internet]. 2021 May 13; Available from: https://www.nefrologiaaldia.org/es-articulo-tratamiento-enfermedad-renal-diabetica-394

28. García-Maset R, Bover J, Segura de la Morena J, Goicoechea Diezhandino M, Cebollada del Hoyo J, Escalada San Martín J, et al. Documento de información y consenso para la detección y manejo de la enfermedad renal crónica. Nefrología. [Internet]. 2022;42(3):233–64. Available from: https://www.sciencedirect.com/science/article/pii/S0211699521001612

29. PDA | Tableau Public [Internet]. [cited 2022 Aug 4]. Available from: https://public.tableau.com/app/profile/imss.cpe/viz/PDA/DSH_PDA

30. ESTADÍSTICAS A PROPÓSITO DEL DÍA MUNDIAL DE LA DIABETES (14 DE NOVIEMBRE) DATOS NACIONALES. [cited 2022 Aug 4]; Available from: https://www.paho.org/es/campanas/dia-mundial-diabetes-2020

31. Fernández C. C. y Marta Melgosa H. M. 2022. Enfermedad renal crónica (ERC) en la infancia: diagnóstico y tratamiento. Protoc diagn ter pediatr 1:437-457.

32. Mejía, G. M. del C., Alejandro Gónzalez E. A., Israel López M. I, Latorre C. S. y Ruvalcaba L. J. C. 2018. Factores de riesgo para daño renal en pacientes con

diabetes tipo 2 en el primer nivel de atención. Journal of Negative and No Positive Result 3(10): 825-837.

45

33. Guía de Práctica Clínica. 2014. Tratamiento de la diabetes mellitus tipo 2 en el primer nivel de atención, México. México: Instituto Mexicano del Seguro Social. https://www.gob.mx/salud/cenetec.

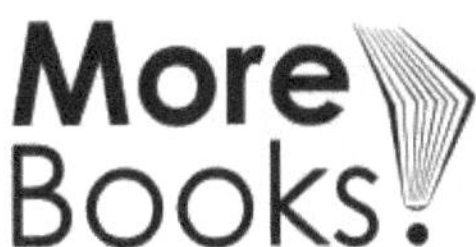

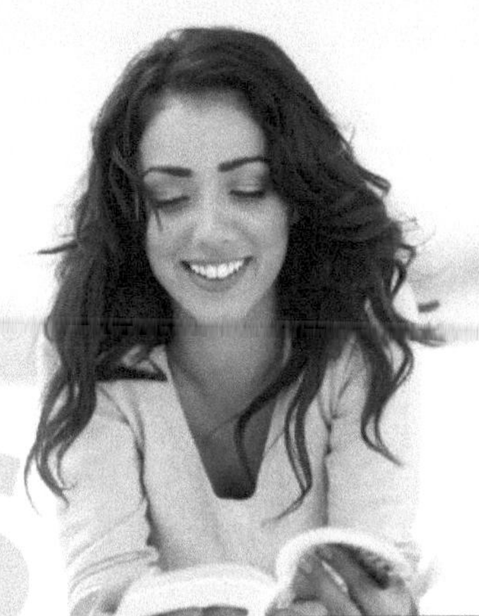

I want morebooks!

Buy your books fast and straightforward online - at one of world's fastest growing online book stores! Environmentally sound due to Print-on-Demand technologies.

Buy your books online at
www.morebooks.shop

¡Compre sus libros rápido y directo en internet, en una de las librerías en línea con mayor crecimiento en el mundo! Producción que protege el medio ambiente a través de las tecnologías de impresión bajo demanda.

Compre sus libros online en
www.morebooks.shop

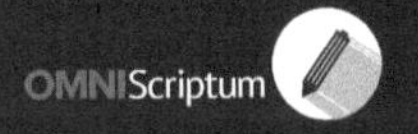

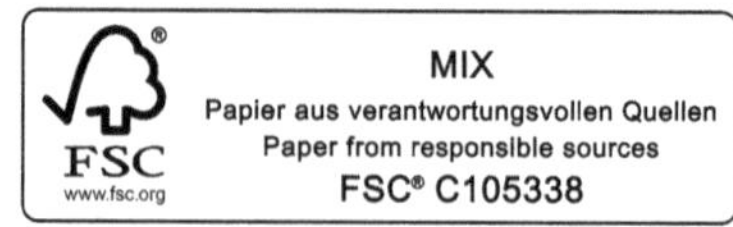

Printed by Books on Demand GmbH, Norderstedt / Germany